AF296607

DE LA

MÉTRITE CHRONIQUE

ET

DE SON TRAITEMENT

PAR

M. le Dr DAUVERGNE père

médecin de l'hôpital de Manosque et des épidémies
de l'arrondissement de Forcalquier,
médecin cantonal, membre correspondant de la Société de médecine de Paris,
des Sociétés de phrénologie et d'hydrologie, de l'Institut historique
de divers congrès scientifiques de France, de la Société impériale de médecine de Marseille,
de celles de Lyon, Bordeaux, Caen, Nîmes, des Académies des sciences de Marseille
et d'Aix, lauréat de l'Académie impériale de médecine
et de plusieurs autres sociétés médicales ou savantes, etc., etc.

PARIS

AU BUREAU DU BULLETIN DE THÉRAPEUTIQUE
5, RUE THÉRÈSE, 5

1870

DE

LA MÉTRITE CHRONIQUE

ET

DE SON TRAITEMENT

Le titre seul de ce travail indique que je ne vais pas passer en revue toute la pathologie utérine et les diverses formes que peuvent présenter les ulcérations spécifiques du col de la matrice. Une telle étude est faite, peut-être même avec de trop nombreuses distinctions pour qu'elles puissent être aussi bien distinguées en pratique qu'elles le sont dans les traités. Mais à chacun sa tâche. Les médecins des grands hôpitaux s'en acquittent compendieusement et je renvoie à leurs travaux. Ici, dans la pratique des provinces et surtout des petites localités, point de syphilis à observer ; la maladie n'a que deux origines : l'inflammation ou le cancer. Je ne m'occuperai cependant que de la première, qui est curable, et je ne parlerai qu'incidemment du second, pour en diminuer les souffrances, en éloigner les accidents ou en modérer les progrès.

La première se montre surtout au médecin de province après une longue chronicité, et, malgré cela, avec ou sans les divers phénomènes de l'ulcération. Aussi suis-je étonné que M. Després rencontre souvent des ulcères du col utérin sans phlegmasie utérine. Ici, au contraire, nous ne voyons point d'ulcération sans une inflammation primitive. Chose étrange, ce professeur dit que « dans l'immense majorité des cas, les ulcères ne donnent lieu à aucun symptôme spécial et notamment à des douleurs et des pertes (1) ; tandis que, au contraire, lorsqu'ils donnent lieu à des douleurs et à des pertes de différentes natures, c'est qu'il y a inflammation du corps et au moins du col de l'utérus ; il est rare qu'il y

____

(1) Després, *Traité iconographique des ulcères du col de l'utérus*, p. 49.

1

1871.

ait des douleurs utérines, à moins qu'il n'y ait métrite interne. Tant qu'il n'y a pas d'uréthrite, de vulvite ou de métrite du col, bien des femmes ne croient pas être malades (1). » Pour M. Després, l'ulcération est un phénomène ordinairement primitif et souvent insignifiant ; pour moi, c'est un phénomène toujours consécutif, dont on a, il est vrai, exagéré l'importance, parce que les faits prouvent qu'en le détruisant on n'a pas anéanti la maladie.

Je n'ai jamais été consulté qu'alors, et quelquefois après plusieurs années de souffrances, de traitements inutiles ou mal dirigés, de sorte que c'est sous la forme d'inflammation chronique que j'ai, à peu près toujours, observé les maladies utérines. C'est en conséquence sur la métrite chronique et surtout sur son traitement que portera ce travail.

La différence du milieu dans lequel on pratique fait donc souvent la différence dans l'observation elle-même. Ainsi, pendant que M. Després, à Lourcine, où les maladies syphilitiques abondent, voit l'ulcère produit par la vaginite amener ensuite la métrite par le pus qui pénètre au moyen de la capillarité dans le col, je vois, avec MM. Bonnet, Aran, Gallard, Gosselin, etc., « deux ordres de symptômes : les uns sont des phénomènes douloureux révélant une inflammation de l'utérus et de ses annexes, et sont caractérisés par les particularités désignées sous le nom de *signes rationnels de pelvi-péritonite, de métrite ou d'ovarite ;* les autres sont une douleur limitée à l'utérus et un ramollissement du col, préludes d'une hypertrophie (2). »

En effet, je n'ai traité aucune affection utérine sans douleurs de reins, des cuisses, des aines, à l'hypogastre, au fondement, et surtout dans les fosses iliaques, et dix-huit fois sur vingt plutôt du côté gauche que du droit ; tout cela dans certains cas rares, il est vrai, sans ulcérations au col, mais alors avec induration, engorgement ou allongement hypertrophique du col, sur lequel notre ami et ancien condisciple Huguier a appelé si utilement l'attention dans ces derniers temps.

Comment en serait-il autrement si l'on considère la construction anatomique de l'utérus et surtout de son col, composé de tissu

---

(1) Després, *Traité iconographique des ulcères du col de l'utérus,* p. 30 et 45.

(2) *Ibid.,* p. 55 et 56.

érectile, d'artères très-flexueuses, hélicines même, telles que Muller en a trouvé dans le tissu érectile. Ce genre d'histologie ne serait-il pas prouvé, que la turgescence érectile reconnue dans ces tissus serait démontrée par l'aggravation des maladies utérines, à la suite des causes qui congestionnent cet organe : le flux cataménial, le coït, la masturbation, un lit trop mou, l'habitude de se trop couvrir au lit, disait Lisfranc, la position assise, celle debout trop prolongée ; M. Després y ajoute les refroidissements. Je n'oserais le contester, parce qu'on peut comprendre, jusqu'à un certain point, une congestion par répercussion sur des organes prédisposés par le relâchement pathologique de leurs vaisseaux ; mais il serait à craindre que la prédilection de M. Després pour les injections chaudes ne l'illusionnât à cet égard, d'autant que les causes de production et d'aggravation précédentes — qui s'accordent avec mon observation que c'est l'été, au contraire, qui influencerait fâcheusement les inflammations utérines — sont en opposition avec cette assertion du chirurgien de Lourcine, si déjà son traitement ne s'écartait de la pratique à peu près générale.

Et tout d'abord, ces causes de production ou d'aggravation ne fournissent-elles pas des indications rationnelles pour le traitement ? Ce sont en effet ces indications qui, mûrement étudiées, après divers tâtonnements ou expérimentations des médications proposées, m'ont conduit, depuis vingt-cinq ans, à la pratique qui fait l'objet de ce mémoire.

De quoi s'agit-il ? N'est-ce pas de détourner une fluxion de l'organe utérin que trop de causes provoquent ou entretiennent ? Ne seraient-ce que les conditions sociales, les rapports sexuels, le flux cataménial, pour lequel Henri Bennett a pu dire que s'il était possible de le supprimer pendant six mois, on guérirait facilement toutes les phlegmasies utérines?

Disons auparavant que l'état local n'est pas tout dans une maladie, et que, pour présenter à l'esprit du praticien des idées précises et complètes, il faut non-seulement spécifier ce qui tient à l'organe malade, mais encore ce qui dépend de la constitution générale du sujet; il faut même savoir apprécier l'action que ces conditions pathologiques peuvent exercer l'une sur l'autre.

En décrivant séparément, comme on l'a fait jusqu'ici, la congestion, l'inflammation, l'engorgement, les granulations, l'ulcération, il a dû sembler pour beaucoup de médecins qu'il s'agit de maladies différentes et distinctes. Certains auteurs semblent même vouloir inspirer cette idée, tandis que ce ne sont que des degrés de la même maladie, ou, plutôt, de la même cause pathogénique, variant selon la disposition organique ou seulement l'incurie individuelle.

D'autre part, la constitution générale intervient-elle comme cause ou comme effet ? C'est encore ce que l'on n'explique pas assez; ou plutôt, en lisant quelques auteurs, il semblerait que la constitution est ordinairement la cause productrice, tandis que, dans diverses circonstances, et peut-être plus fréquemment, c'est l'état pathologique de l'utérus qui détériore la constitution. Souvent, en effet, il entraîne la souffrance de divers organes et notamment de l'estomac; alors, par contre-coup, des troubles de nutrition et par suite l'anémie, des névroses ou un nervosisme général.

Toutefois, on ne saurait se refuser d'admettre qu'une métrite développée sur une femme chlorotique, anémique, nerveuse, herpétique, rhumatoïde, ne puisse avoir une certaine physionomie et surtout fournir des indications différentes que chez une femme à tempérament sanguin, lymphatique, scrofuleux ou compliqué de tuberculose.

Cependant les auteurs en général ne s'expliquent pas assez à cet égard, ils aiment à flotter dans l'indécision ou tendent à laisser croire que ces diverses conditions idiosyncrasiques produisent les maladies utérines. Mon observation prouverait au contraire qu'elles les compliquent seulement, et que c'est moins le tempérament, la cachexie qui prédisposent aux maladies utérines, que les conditions sociales et la manière de vivre. En effet, ma pratique peut mettre particulièrement en lumière que si j'ai pu voir chez nos paysannes quelques cancers utérins, des polypes, quelques vulvites ou vaginites, je n'ai pas vu quatre métrites chroniques ; tandis que je ne saurais nombrer les affections de ce genre que j'ai traitées parmi les dames de la bourgeoisie, les marchandes, les couturières, les cuisinières, qui sont vouées à un état sédentaire, et qui, presque toujours, font nourrir leurs enfants. Les femmes de la campagne nourrissent non-seulement leurs enfants, mais encore ceux des autres. Leurs travaux habituels les épurent par des transpirations abondantes, tonifient leurs fibres par les efforts musculaires. De là des diverticulums constants et une action centrifuge permanente. Chez les femmes de la bourgeoisie, au contraire, les habitudes sédentaires, assises ou debout, les disposent à des hyperémies centrales, que favorise encore le relâchement de la contractilité physiologique, ce qui fait qu'elles touchent alors si elles n'atteignent au tempérament lymphatique. De là aussi la constipation habituelle qui amène ou entretient l'inflammation des organes du bassin.

Ce sont donc les conditions sociales, modifiant l'organisme plus que les idiosyncrasies originelles, qui déterminent les phlegmasies utérines. Les habitudes sédentaires, le défaut d'allaitement modifient bien réellement la constitution ; mais il n'en est pas moins vrai que la cachexie n'y intervient d'ordinaire que comme complication, puisqu'on voit ces cachexies sans maladies utérines, et que d'autre part les femmes de la campagne, qui ne sont pas exemptes des premières, sont infiniment moins sujettes aux inflammations de matrice.

Ces considérations font pressentir que je m'éloigne des tendances de l'époque, qui est portée à admettre, comme causes prédisposantes, des spécificités, c'est-à-dire des affections utérines dépendant d'un vice herpétique, scrofuleux, rhumatismal, goutteux, etc., et la raison qu'en donne M. Courty après Chomel, « c'est que, en pratiquant le toucher, on ne constate pas généralement de la chaleur sur les parties malades, que rarement les granulations sont douloureuses à la pression (1). » Comment seraient-elles douloureuses à la pression, puisqu'elles sont la prolifération d'un tissu presque dépourvu de nerfs et à peu près insensible ? S'il y a des hyperesthésies, comme j'en ai vu, elles dépendent d'un nervosisme général et d'une sensibilité locale provenant plutôt des connexions nerveuses environnantes que des propres nerfs de l'organe.

Cette sensibilité s'exaspère donc quelquefois, tandis que souvent les femmes se plaignent d'une ardeur, d'un feu intolérable dans le ventre, qui n'est calmé qu'au moment qu'elles baignent dans l'eau.

D'ailleurs, peut-on aujourd'hui considérer l'inflammation comme un être particulier qui doit avoir, ainsi que le phlegmon, que l'on prenait jadis pour type, ces quatre conditions : chaleur, rougeur, tuméfaction et douleur ? Les progrès de la physiologie et de l'histologie nous ont entièrement distancés de cette époque, et si le mot *inflammation* est conservé, c'est sans lui donner sa signification figurée. Au contraire, je l'ai dit il y a plus de vingt ans, on ne

---

(1) Courty, *Traité pratique des maladies de l'utérus*, 2ᵉ édit., p. 670.

peut plus regarder avec Bichat l'inflammation comme une sensibilité organique augmentée, ni même comme une irritation avec Broussais, mais bien comme l'effet d'une laxité des tissus et des vaisseaux augmentée. Or, depuis, les conséquences cliniques que je tirai des faits, ont été confirmées par les travaux de MM. Gubler, Cl. Bernard, Hirtz, etc., précédés eux-mêmes par ceux de Vacca, J. Thompson, Hastings, Philippe ¡Wilson, Andral¡, ¡Dubois (d'Amiens), Magendie, Gruithuisen, Katersbrunner, Koch, Lebert, etc.

A plus forte raison ici, où il s'agit d'un tissu érectile, sujet à congestion, partant à dilatation vasculaire, à hypertrophie, à prolifération. Et d'ailleurs M. Courty est-il bien sûr de ce qu'il disait plus haut, puisqu'il termine son plaidoyer en faveur des cachexies par ces paroles : « Enfin il est presque inutile d'ajouter que c'est *surtout* à la suite de la métrite chronique, et non de la métrite aiguë, que les ulcères granuleux et les granulations peuvent se développer sur le col (1). »

Nous voilà d'accord, et plus encore si l'on considère cette pathogénie utérine comme j'ai considéré toute autre :

1° Toute congestion ou inflammation est la conséquence d'une dilatation des capillaires ;

2° La dilatation est provoquée surtout dans l'état aigu par le changement survenu dans la caloricité du sang et par la constitution de ce liquide dépendant de causes générales ou de cachexie.

D'où il suit qu'on peut dire : Tel sang, telle inflammation; tel abaissement de la contractilité des tissus, tel développement, comme aussi telle chronicité de l'inflammation. (Voir mon *Hydrothérapie générale*, PROLÉGOMÈNES, p. XXIV.)

Aussi, lorsque je disais naguère au sujet de la pneumonie « que la fièvre en était le phénomène primordial et que la résolution de la phlegmasie était toujours précédée par la défervescence (2) », j'étayais encore cette pathogénie, que confirment aussi les enseignements de Coblentz, Kulp, Marrotte, Wachmath, Charcot, Peter, Sée, etc.

De cette manière, causes générale et locale s'expliquent égale-

(1) Courty, *Traité pratique des maladies de l'utérus*, 2ᵉ édit., p. 671.
(2) *Bulletin de Thérapeutique*, t. LXXVI, p. 482.

ment bien, en s'aggravant l'une par l'autre ; l'effet sur l'état général est prouvé par le contraste des femmes à peu près indemnes des phlegmasies utérines, puisqu'il donne la mesure de ce que peuvent produire le défaut d'exercice musculaire, le manque de transpiration et de diverticulum par négligence d'allaitement, véritables causes d'idiosyncrasies qui s'augmentent par les habitudes journalières, pendant que l'état sédentaire, la position assise ou debout portent directement sur l'organe utérin, y déterminent et y entretiennent la fluxion dont l'effet seul de la pesanteur produit le relâchement vasculaire.

« La situation déclive d'une partie, a dit notre maître et si regrettable ami le professeur Gerdy, aggrave tellement les lésions physiques les plus légères, en les compliquant d'inflammations érysipélateuses, de lymphite, de phlébite, lorsque les malades continuent à se tenir debout, à marcher, que nous croyons rendre un véritable service à la science et à l'humanité en mettant cette importante vérité dans tout son jour (1). » Il disait vrai, ce savant chirurgien, car je lui ai vu produire des merveilles en appliquant ces principes à divers phénomènes pathologiques.

Voyez d'ailleurs les conséquences de cette laxité des tissus une fois produite par les habitudes de vivre. Chez les femmes douées d'embonpoint, chez les campagnardes qui mènent une vie sobre, active et laborieuse, les flux périodiques sont peu abondants, tandis qu'ils le sont beaucoup et toujours plus prolongés chez les femmes oisives, à occupations sédentaires, d'un tempérament nerveux ou phlegmatique, habituées à la mollesse, au luxe, sinon à la luxure ; or cette congestion périodique, abondante, prolongée, qui avait paru un si grand obstacle à Bennett pour la guérison des phlegmasies utérines, inspire à M. Courty ces paroles : « La menstruation mérite d'être prise en grande considération, à cause de *l'aggravation qu'elle ne manque pas d'amener* dans les maladies de matrice, et du retard et des entraves que cette aggravation apporte au traitement (2). »

Nous verrons que notre traitement, qui précisément se dirige tout entier contre la fluxion utérine, s'adresse directement et tout aussitôt à cette aberration fonctionnelle.

---

(1) *Chirurgie pratique*, t. I, p. 166.
(2) Courty, *Traité pratique des maladies de l'utérus*, 2e édit., p. 318.

En résumé, les causes, ou, si l'on veut, les éléments de l'inflammation utérine, dérivent toujours, comme dans toute autre phlegmasie, d'un état général des liquides, souvent de leur fluidité et de leur caloricité, et d'un abaissement de la contractilité physiologique locale, favorisé ici encore par une fluxion périodique d'autant plus abondante et prolongée que les habitudes de la vie modifient davantage l'état de sanguification générale et celui de la contractilité locale, deux termes opposés qui ne se tiennent pas moins et partant s'aggravent l'un par l'autre dans le cercle sans fin de l'organisme.

Je passe sous silence les dispositions anatomiques de l'organe, spécialement la vascularité du col utérin, le nombre de ses follicules, les fonctions de sa membrane, les sécrétions qui le baignent, etc. Depuis Lisfranc, Négrier, Duparcque, Boivin et Dugès, Nonat, Jobert (de Lamballe), Aran, Simpson, Scanzoni, Chéreau, Gallard, Gosselin, on a pu dire : « Les granulations utérines et les fongosités papillaires de la muqueuse se produisent rarement *sans avoir été précédées et provoquées* à se développer par une inflammation plus ou moins étendue de la muqueuse, par une folliculite, un catarrhe utérin, une leucorrhée, etc. (1). »

Après avoir reconnu ainsi, et à différentes fois, l'inflammation comme cause générale des productions pathologiques de l'utérus, pourquoi pousser la distinction, la manie, dirai-je, des individualités morbides, des entités inutiles, jusqu'à reconnaître sur le col utérin des herpès, des eczémas, des pemphigus, des acnés, etc. ?

Des herpès ! quelques vésicules qui viennent sur le col de l'utérus comme sur le gland et le prépuce de l'homme, sur ou près de la bouche de tout le monde, *qui disparaissent au bout de quelques jours, ce qui est cause qu'on n'a pas pu les observer fréquemment* (2). Mais si pareille éruption n'est pas un mode primitif, individuel, accidentel, par lequel se forment les granulations pour dépouiller la muqueuse de son épithélium, ce n'est qu'un holophlyctis, comme appelait justement Alibert ces éruptions éphémères qui viennent à toutes les ouvertures des muqueuses. Or, s'il y a des granulations, des ulcères utérins herpétiques, il y a avant tout, et en même temps, une constitution herpétique, un sang dartreux, pour parler

---

(1) Courty, *Traité pratique des maladies de l'utérus*, 2ᵉ édit., p. 440.
(2) *Ibid.*, p. 688.

selon notre pathogénie. En effet, alors la malade est ou a été atteinte d'une dartre squammeuse, croûteuse ou furfuracée. Tout au moins sa famille est dartreuse, et sa phlegmasie ayant résisté aux traitements ordinaires, il est à supposer qu'elle participe, comme cause ou comme complication, de la constitution dont elle a hérité.

J'en dirai autant de l'eczéma et de l'acné, de l'acné dont la description qu'on en donne ne désigne qu'une folliculite. Or, si c'était par cette particularité anatomique qu'elle aurait été assimilée aux varus sébacés de la peau, qui peut assurer que ce ne soit là qu'une manière primitive d'ulcération, de prolifération, ayant attaqué plus spécialement les follicules, parce que ces organes sécréteurs étaient plus développés chez le sujet ? Mais cela ne fait pas une constitution herpétique, vareuse, qui reproduisent presque constamment leurs phénomènes éruptifs.

Enfin ce qu'il y a de plus étrange, c'est qu'on ait vu des pemphigus sur le col de la matrice, parce qu'on y aurait rencontré par hasard une large vésicule avec un épithélium épais, etc. Des pemphigus limités au col utérin, eux qui s'étendent sur toute la surface de la peau ! « un pemphigus, qui se termine toujours spontanément en trois ou quatre jours sans laisser de traces, qui ne se révèle à la femme qui en est atteinte par aucun symptôme, qu'on ne découvre qu'accidentellement et lorsqu'on applique le spéculum pour une autre cause (1). »

Un pareil pemphigus est un mythe. Une éruption bulleuse, soit ! mais si fugace, si limitée, si bénigne, serait assimilée à la maladie de la peau la plus douloureuse, celle qui a le plus grand retentissement sur l'organisme, celle qui entraîne le plus souvent la mort des malades ! C'est à n'y rien comprendre, et cet émiettement de la science ne peut avoir d'autre conséquence que d'embrouiller la pratique.

N'est-il donc pas plus simple, plus vrai, plus réellement pratique de considérer les phlegmasies utérines selon leurs modes anatomiques, pouvant chacune survenir sur des cachexies différentes, mais alors comme complication ? Je n'en excepte pas même le vice syphilitique, à moins que l'affection primitive n'ait été produite par un chancre inoculé directement sur le col.

(1) Courty, *Traité pratique des maladies de l'utérus*, 2ᵉ édit., p. 689.

Aussi, par les différents motifs qui précèdent, proposerai-je une classification des maladies utérines fort simple, qui, si elle ne satisfait pas à toutes les petites particularités de la science, aurait au moins l'avantage d'être rationnelle et d'éveiller tout de suite l'attention sur les principales et véritables indications pratiques.

PHLEGMASIES UTÉRINES, OU, SI L'ON NE VEUT RIEN PRÉJUGER, UTÉROSES.

Genre.		Espèces.		Nature des cachexies.
Congestion. Hyperémie.	{	Vésiculeuses. Squammeuses.	}	Syphilitique. Herpétique. Névralgique. Anémique. Chlorotique. Scrofuleuse. Rhumatismale. Cancéreuse.
Engorgement. Hypertrophie.	{	Granulations. Ulcérations. Végétations.	}	

Ceci établi, les indications thérapeutiques en découlent selon leur ordre et leur importance :

1° Corriger les effets de la constitution générale, soit qu'il s'agisse d'habitudes antihygiéniques, soit de tempérament, soit de cachexie ;

2° Ne jamais perdre de vue l'inflammation de l'organe, et s'il existe différentes efflorescences, ne les considérer que pour ce qu'elles sont, c'est-à-dire des modifications de nutrition, des hyperplasies produites par l'inflammation elle-même ;

3° Traiter ces accidents locaux pour simplifier la maladie, lui enlever une complication et partant en abréger le cours.

Ces propositions seront d'ailleurs justifiées par les faits que nous présenterons successivement dans le cours de ce travail. Mais pour nous tenir dans les limites que nous impose le *Bulletin*, nous allons exposer notre traitement en général, en ne faisant intervenir qu'à mesure les faits brièvement racontés comme preuve à l'appui.

L'état de la constitution doit nous occuper tout d'abord, puisque c'est l'habitude extérieure de la malade qui se présente la première à l'observation. Y a-t-il cachexie ou simple prédominance constitutionnelle ? Cette cachexie préexistait-elle à la maladie utérine ? Peut-on la supposer comme cause prédisposante ?

Je ne saurais admettre comme causes prédisposantes que les tempéraments lymphatiques et nerveux. Encore ai-je vu sur de telles constitutions un état vraiment inflammatoire, contre lequel avaient échoué un régime fortifiant et les toniques. J'ai notamment vu cinq dames blondes, à peau blanche et transparente, ayant, en un mot, tous les caractères de cette constitution, éprouver des chaleurs ardentes au bas-ventre, présenter au doigt une chaleur vive au col, qui était rouge et tuméfié, et exiger un régime lacté et frugal jusqu'à la résolution de la phlegmasie et des phénomènes consécutifs qu'elle avait produits. Nous avons vu naguère, avec notre excellent confrère M. Feriaud de Laverdière, une femme chétive, nerveuse, éprouver depuis plusieurs années une hyperesthésie telle des organes génitaux, qu'il était impossible de l'explorer, et qui accusait constamment des douleurs intolérables qu'aucune médication antinévralgique n'avait pu adoucir. D'ailleurs, en général, j'ai vu céder bien plus tôt les douleurs nerveuses et le nervosisme aux bains tièdes prolongés et répétés, aux douches écossaises et à diverses pratiques hydrothérapiques, qu'aux traitements par la valériane, l'asa fœtida, le bromure de potassium, la belladone, l'opium et même le chloral. Tous ces moyens n'ont qu'une action momentanée et, ne s'adressant pas directement à la maladie, ne font qu'en atténuer les phénomènes. Une seule fois un traitement arsenical m'a paru avoir été favorable.

J'ai rarement vu des métrites sur des chlorotiques, et lorsque l'anémie était le fait des troubles de la digestion et de la nutrition, produits par la longueur ou les réactions d'une affection utérine, le fer m'a toujours paru nuisible et les toniques rarement utiles ; ordinairement ils avaient un retentissement fâcheux sur l'utérus. J'ai retiré dans ce cas de meilleurs effets du tannin à l'intérieur et des douches froides révulsives et reconstituantes sur la surface de la peau, ainsi que M. Fleury en a fourni tant d'heureux exemples. C'est dans ces cas-là aussi que j'ai obtenu les meilleurs résultats des bains de mer et de rivière, mais seulement après que la phlegmasie utérine avait été à peu près complétement résolue. Ils agissaient alors comme reconstituants et prévenaient le retour de l'affection utérine en augmentant la contractilité de la fibre générale. Pris à contre-temps, c'est-à-dire pendant que les phénomènes phlegmasiques n'étaient pas encore tout à fait disparus, j'ai vu les bains de mer reproduire l'inflammation dans sa primitive violence.

Le moment est donc tout dans pareille médication, et en trouver la véritable indication est le seul moyen d'en assurer le résultat pratique.

Enfin, pour en finir avec ce qui a trait aux médications qui s'adressent à l'état de la constitution, je citerai une observation remarquable d'herpétisme.

Obs. 1. — On m'amena, il y a deux ou trois ans, une belle fille d'une vingtaine d'années, se plaignant depuis longtemps de pertes blanches abondantes, de douleurs de reins, dans les aines, et surtout d'attaques hystériques, peut-être cataleptiques, très-fréquentes, la laissant des demi-journées, même des journées entières dans un état d'insensibilité profonde. Les injections de différentes natures, l'usage de la valériane, divers antispasmodiques, le bromure de potassium étaient restés sans effet, lorsqu'au moment où je devais procéder à l'examen de l'organe utérin, je m'aperçus qu'elle portait sur la peau, à la partie externe des membres et sur le dos notamment, des papules nombreuses, rapprochées, rugueuses, excoriées avec les ongles. Je prescrivis un traitement arsenical, et à peine la malade fut-elle au commencement de cette médication, que tout s'amenda, puis disparut : le prurigo, les pertes blanches et les attaques nerveuses.

On voit donc qu'il ne s'agit pas de quelques vésicules éphémères survenues sur le col utérin qui puissent mériter le nom d'*herpes*, *erpo*, *repto*. J'ai dit que, dans ce cas, ce ne sont que de simples holophlyctis, n'ayant aucun retentissement sur la constitution. Ici, au contraire, il était à supposer que toute la constitution était imprégnée de cette viciation, que les flueurs blanches n'étaient elles-mêmes que des furfurations épithéliales, si je puis m'exprimer ainsi, comme les papules et le renouvellement épidermique qu'elles occasionnaient. C'était donc bien là une constitution herpétique, quoique je dusse ranger cette affection cutanée plutôt dans les prurigos que dans les dartres proprement dites. Mais je dois faire observer, que dans le midi de la France, les affections cutanées en général n'ont pas des caractères déterminés comme dans le nord. Je n'y ai jamais vu de dartres furfuracées arrondies (*lepra vulgaris*) avec leurs anneaux centrifuges. A peine si j'y ai rencontré quelques *psoriasis guttata* très-irréguliers dans leurs formes. Je n'y ai jamais vu de ces squammeuses humides envahissant tout le tégument et jonchant les lits des malades de leurs squammes, comme j'en avais rencontré de nombreux exemples à l'hôpital Saint-Louis. L'expérience m'a d'ailleurs démontré qu'à peu près toutes les affections sèches de la peau réclament les arsenicaux ; car j'ai guéri notamment dans ces dernières années encore une autre jeune fille qui portait une maladie de la peau à larges plaques noires, dures, avec une légère furfuration, à laquelle je ne saurais assigner de place nosologique dans la famille des dermatoses.

C'est ainsi que j'ai ordonné, après la guérison et pendant les bains de mer ou de rivière, les différents vins de quinquina, les ferrugineux, l'huile de foie de morue, l'eau de feuilles de noyer avec le vin pendant les repas, l'eau de goudron pour les leucorrhées persistantes, le tout avec un régime alimentaire et hygiénique approprié. Pareillement quelquefois pendant le traitement, dans l'intention seulement de relever la fibre organique, je me suis bien trouvé d'associer le tannin, même l'extrait mou de quinquina et l'iodure de potassium à l'ergotine, non-seulement pour agir sur l'engorgement ou l'hémorrhagie de l'organe utérin, mais aussi sur la constitution lymphatique ou détériorée de certains sujets. Enfin j'emploie depuis 1843, c'est-à-dire depuis les publications à ce sujet de notre ancien condisciple le docteur Arnal, l'extrait de seigle ergoté ; non pas que je regarde, ainsi que je vais l'expliquer, le traitement de ce médecin comme s'adressant directement à la constitution, mais aussi et surtout, comme lui, à la phlegmasie utérine (1). Toutefois encore je ne puis méconnaître l'action que l'extrait d'ergot peut avoir sur la plasticité du sang, et partant sur la constitution en général. D'ailleurs je crois que, n'agissât-il que sur la fibre vasculaire, comme le prouve son action sur les hémorrhagies et sur les flux intestinaux, il agit sur la contractilité en général, et partant sur la nutrition, ne fût-ce qu'en régularisant les sécrétions et en empêchant des déperditions albumineuses, comme le tannin. De là, en effet, cette conséquence que les convalescences à la suite de ce traitement ne sont ni longues ni pénibles, et surtout que les guérisons sont ordinairement définitives ; tandis que je vois très-souvent des rechutes ou des cures temporaires lorsqu'on s'est borné, comme on a trop coutume de le faire, à traiter par les cautérisations les épiphénomènes

____

(1) Arnal, *De l'emploi de l'extrait aqueux de seigle ergoté dans quelques cas d'affections chroniques de l'utérus* (*Bulletin de Thérapeutique,* t. XXV, p. 89, 1845, et t. XXIX, p. 247, 1845).

que beaucoup de médecins, et surtout M. Després, considèrent
comme la principale affection. Par tous ces motifs réunis, j'ai lieu
de m'étonner que les gynécologues aient ainsi oublié le remarquable travail du docteur Arnal, qui ouvrait une voie nouvelle et
si utile à la thérapeutique des phlegmasies utérines.

TRAITEMENT DIRECT DE LA PHLEGMASIE UTÉRINE.

L'affection de matrice, qu'elle soit une simple congestion, une hyperémie, un engorgement avec ou sans ulcération et prolifération,
étant pour moi tout d'abord un défaut de contractilité vasculaire et
fibrillaire, les moyens que je dirige contre cette aberration physiologique primitive, pathogénie véritable des différentes formes de la
maladie, ont pour but :

1° D'augmenter cette contractilité vasculo-fibrillaire abaissée;

2° De diminuer ou d'éloigner l'afflux du sang dans les tissus de
l'organe;

3° De détruire le plus tôt possible les ulcérations ou végétations,
parce qu'elles compliquent le travail pathologique, appellent la
fluxion sanguine et, partant, favorisent le relâchement de la fibre,
dès lors l'engorgement, l'hypertrophie, les hyperplasies, etc.

Deux moyens différents agissent pour exciter cette contractilité
vasculo-fibrillaire et éloignent primitivement ou secondairement la
congestion : l'un, l'ergotine, agit directement sur la contractilité des
tissus ; l'autre, des irrigations froides prolongées et répétées, éloigne d'abord l'afflux du sang et concourt par ce fait à augmenter la contractilité physiologique de l'organe, que le froid détermine
également; d'où la résolution de la phlegmasie, des engorgements,
des proliférations, qui manquent ainsi d'aliments.

Je donne l'extrait de seigle ergoté depuis 20 centigrammes jusqu'à 1 gramme progressivement par jour, et je l'associe quelquefois avec l'iodure de potassium ou le tannin. Dans les cas de constitution scrofuleuse, d'engorgement, d'induration, d'hypertrophie,
comme on en voit dans nos pays après une longue incurie, j'ai
retiré de véritables avantages de l'association de l'iodure et de
l'ergot en faisant faire des pilules contenant 10 centigrammes
de chacun. Je me suis bien trouvé, au contraire, de le réunir au
tannin dans les mêmes proportions, sur des constitutions affaiblies

par des hémorrhagies persistantes, chez les femmes amaigries, à chairs molles, à constitution détériorée. Nul moyen ne m'a mieux réussi à arrêter ces hémorrhagies répétées qu'on a appelées de nos jours *épistaxis utérines*. Et cependant cette puissance a été refusée à ce précieux agent par Ollivier Prescott, Mendeville, Villeneuve et Goupil. Il est vrai que Bonjean, Chapmann, Peronnier, Cabini, Pignacca, Spajrani, Maisonneuve l'ont justifié, tandis que Trousseau s'exprime ainsi : « Dans aucun cas l'hémorrhagie ne s'est montrée rebelle à l'action du seigle ergoté, *quel qu'ait été l'état de l'utérus.* » (Citation de M. Bailly, article ERGOT du *Nouveau Dictionnaire pratique de médecine*.) M. Huchard, qui préconise l'éponge préparée introduite dans le méat utérin pour les hémorrhagies, appelle à son secours l'ergotine dans les cas rebelles (1). D'autre part, le professeur Gubler dit : « En dehors de la grossesse et de l'hypertrophie de son tissu contractile, la matrice ressent encore l'influence de l'ergot de seigle, proportionnellement au développement de son appareil musculaire spécial..., sur les fibres, les cellules contractiles, y compris les parois en apparence anhistes, mais activement rétractiles, des capillaires sanguins (2). » Cette action, prouvée par Arnal, j'ai pu la vérifier par toute sorte de faits cliniques, et la suite de ce travail la mettra dans tout son jour. Je vais commencer par l'observation suivante :

Obs. II. — Il y a environ quinze ans, je fus appelé pour une femme âgée de trente-quatre ans, et je constatai une métrite subaiguë. J'ordonnai des injections, des bains tièdes, le repos absolu au lit, des tisanes émollientes, des lavements, et, après quelques jours, il y eut une certaine amélioration ; mais à ma quatrième visite, au lieu de voir cette malade au lit, comme je le lui avais recommandé, je la trouve avec une figure pâle, souffreteuse, se traînant dans sa cuisine, moité assise, moitié couchée sur un coussin qui reposait sur une table. « Pourquoi êtes-vous là ? — C'est que je suis guérie. — Ce n'est pas possible, lui dis-je. — Oh ! si, je suis bien et très-bien. » Je compris que c'était un congé, je me retirai et n'entendis plus parler de cette femme pendant cinq ou six ans. Alors elle me fit appeler de nouveau et j'appris que pendant tout ce temps elle avait eu des pertes utérines presque incessantes, pour lesquelles elle avait consulté divers médecins de la localité et même de Marseille, surtout des sorciers, des charlatans,

(1) *Bulletin de Thérapeutique*, t. LXXVIII, p. 551.
(2) *Commentaires thérapeutiques du Codex*, p. 112.

des sœurs de charité, etc. Toujours est-il que je la trouvai dans son lit avec son hémorrhagie, la face pâle, d'une maigreur squelettique, elle qui était une jolie et vigoureuse personne. Le ventre était sensible, surtout à la région iliaque gauche. Le toucher me montra le col mou, globuleux et béant, et le spéculum quelques éraillures aux commissures des lèvres, qui cédèrent à deux légères cautérisations au nitrate d'argent, tandis que je lui ordonnai aussitôt des injections froides, des applications froides sur le ventre et surtout des pilules d'ergotine et de tannin. Elle n'en avait pas pris vingt que toute hémorrhagie cessa, que le col se referma, devint moins volumineux et plus consistant. Enfin la continuation pendant trente ou quarante jours de ces pilules arrêta si bien toute perte de sang, éloigna si parfaitement toute douleur abdominale, que cette femme reprit ses forces et n'eut plus même aucun flux menstruel. Sa santé fut très-bonne pendant cinq ou six ans encore, après lesquels l'épilepsie survenue chez un de ses fils, la perte presque subite de son mari lui firent perdre la tête, et les insolations auxquelles elle s'exposait en se vautrant tous les jours dans la campagne produisirent une arachnitis à laquelle elle succomba en quelques jours, sans avoir rien présenté depuis du côté de l'utérus.

Des irrigations.

Dans la grande majorité des phlegmasies utérines, je ne me borne pas à l'usage de l'extrait de seigle ergoté. J'y joins presque toujours des irrigations soir et matin, prolongées pendant une heure au moins ; et souvent ces moyens combinés ne sont pas de reste. Je ne crois pas même par cette double médication avoir obtenu des résultats aussi prompts et aussi brillants que M. Hamon (de la Rochelle) avec les irrigations seules. Je n'en prends que plus volontiers acte des faits qu'il rapporte (1). Seulement, il croit à tort être l'inventeur de cette *précieuse méthode*, comme il l'appelle justement, et cela quoiqu'il ne l'emploie que depuis cinq ans. Or je l'ai utilisée dès le commencement de ma pratique, comme je l'ai prouvé dans mon *Hydrothérapie* en 1853, et l'honneur de son introduction en est généralement accordé à mon illustre maître le baron Alibert, qui nous disait dans ses conversations intimes : « Pour les maladies de l'utérus, de l'eau, toujours de l'eau ; la femme est comme la tulipe, il lui faut de l'eau et de la

---

(1) *Bulletin de Thérapeutique*, t. LXXVII, p. 415, et t. LXXVIII, p. 506.

chaleur. » Il nous citait à ce propos la célèbre Mlle Duchênois, qui était atteinte d'une maladie si grave de la matrice, que divers médecins, à cette époque où ces affections étaient si peu connues, l'avaient considérée comme cancéreuse. Alibert conseilla des irrigations utérines froides, et la spirituelle actrice en disposa un système si ingénieux, qu'elle prenait son irrigation pendant qu'elle était au piano et qu'elle recevait ses familiers. Enfin M. Maisonneuve, je crois, a inventé un petit appareil qui, avec une ampoule en caoutchouc insufflée et développée dans le vagin, permet de faire prendre aux femmes des irrigations dans leur lit. D'autres médecins les ont également utilisées, et elles l'étaient notamment à l'hôpital de Lourcine lorsque M. Després leur substitua des injections chaudes. Le moyen n'est donc pas nouveau et a été généralement apprécié. Seulement que devons-nous penser de l'opinion contraire de M. Després ? Absolument ce qu'en dit M. Lucas Championnière dans le *Journal de médecine pratique* : « Nous avons lu avec intérêt le livre de M. Després, bien que nous ne partagions pas beaucoup les idées neuves qui y sont émises (1). »

Je m'explique cependant les effets des injections chaudes de M. Després, parce qu'il les adresse le plus souvent à des affections syphilitiques inoculées et nullement dépendantes d'une inflammation utérine primitive. Dans ce cas, l'eau chaude détergeant la plaie peut mieux en entraîner les principes virulents ; mais, si pareille pratique s'adressait à de véritables phlegmasies du parenchyme utérin et surtout à des inflammations périutérines, qui les compliquent si ordinairement, je suis certain qu'elles n'y seraient pas favorables. En effet, dans le temps n'employait-on pas des injections chaudes, des cataplasmes liquides chauds de tout genre ? Et aujourd'hui encore je n'ai peut-être pas traité une seule femme qui n'ait auparavant employé pendant longtemps des injections chaudes et tièdes, l'horreur du froid étant assez générale. Mais, puisqu'il est question de température, faut-il des irrigations légèrement froides, froides ou glacées ? Voici réellement la question pratique.

D'abord les injections m'ont toujours paru complétement insuffisantes, et si elles étaient glacées, la réaction qu'elles occasionneraient serait plus nuisible qu'utile. Je proscris donc toute injection autrement que par soin de toilette. Je n'admets pour la thérapeu-

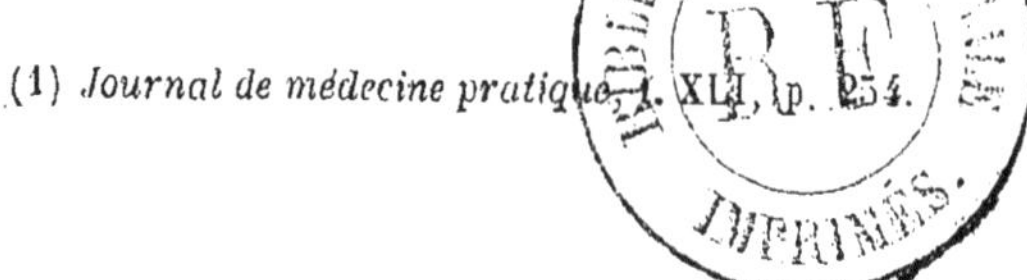

____

(1) *Journal de médecine pratique*, t. XLI, p. 254.

tique des phlegmasies utérines que les irrigations prolongées, et leur température a encore diverses indications.

Lorsqu'il s'agit d'un état aigu et même subaigu, les bains tièdes et les irrigations presque tièdes sont les plus favorables ; quelquefois même elles sont encore indiquées sur des constitutions frêles et éminemment nerveuses. Ce n'est qu'à mesure que la phlegmasie perd de son acuïté qu'on se trouve bien d'en baisser progressivement la température pour augmenter la contractilité de l'organe et assurer définitivement la résolution de l'inflammation. Les irrigations à peine tièdes se bornent à soustraire du calorique à l'organe ; les froides, outre cette action, agissent encore sur la contractilité des tissus. Des irrigations froides dans l'état aigu, outre la réaction qu'elles produiraient, pourraient être douloureuses ; sinon il faudrait qu'elles fussent entièrement continues, coulant presque goutte à goutte, comme on l'a pratiqué avec avantage sur certains phlegmons. Mais ceci serait impossible dans les inflammations utérines, à moins de se servir de l'appareil de M. Maisonneuve. Malheureusement l'ampoule insufflée aurait ici certainement plus d'inconvénients que l'irrigation ne pourrait avoir d'avantages, par le vaginisme qu'elle entraîne, même dans l'état chronique, où la sensibilité est moins surexcitée. C'est, en effet, là le grand défaut de ce mode d'irrigation, qui, pris dans la chaleur générale du lit, aurait, surtout en hiver, une application si rationnelle. Toutefois le vice que je signale le rend très-ordinairement impossible, car, pour éviter tout effet de cette nature, j'ai fait confectionner mes tubes irrigateurs avec une extrémité vaginale très-petite. Par de pareilles raisons, je me suis servi rarement et j'ai quelquefois renoncé, après l'avoir essayé, à me servir d'un embout à double courant que j'avais fait construire par Charrière père et que j'ai fait dessiner dans mon *Hydrothérapie*, de manière que lorsque les malades prenaient un bain, surtout d'eau courante ou de mer, le col utérin pût également être baigné et même exposé à un courant d'eau pour peu que la malade agitât le liquide avec la main, afin de le pousser dans l'entonnoir de l'instrument. Cependant ce mode d'irrigation pourrait être encore utilisé dans les bains de mer pour des états atoniques de l'organe utérin, et après la guérison de la phlegmasie pour fortifier l'organe.

Obs. III.—Une dame affectée d'engorgement chronique de l'utérus et de l'ovaire gauche fit imprudemment un voyage dans une mauvaise voiture et par les chaleurs de l'été. Elle en revint si souffrante, qu'elle ne pouvait se remuer dans son lit. Il fallait la prendre tout d'une pièce pour la mettre dans son bain. Cependant des bains tièdes, des applications d'eau à peine tiède sur le ventre, des irrigations à l'eau simplement dégourdie et *bavant* pour ainsi dire sur le col utérin, firent justice de ce surcroît d'inflammation en peu de jours, après lesquels les irrigations froides et l'extrait de seigle ergoté terminèrent la cure.

Ainsi la température et la percussion du jet irrigateur ont leurs indications. Ce n'est que dans l'état chronique, alors qu'on a particulièrement besoin de stimuler la contractilité de l'organe, qu'on doit baisser proportionnellement la température et élever le vase qui fournit le liquide. J'ai imaginé depuis longtemps un *bain de siége chaise-longue,* que j'ai encore fait dessiner dans mon *Hydrothérapie.* La position commode permet de prolonger ce moyen aussi longtemps que possible, et les malades étendues dans ce bain de siége reçoivent d'abord l'irrigation sur le col utérin, puis en sortant l'eau se répand dans la baignoire, d'où elle ne se vide que peu à peu, et alors que la baignoire est pleine, par un tuyau pratiqué à sa partie supérieure. De cette manière, la malade prend un bain de siége à eau courante, dont la première impression se fait sur l'organe utérin et n'arrive à la peau extérieure qu'après qu'elle a perdu un peu de sa première froideur ; tout cela agissant sur l'utérus et le bassin, pendant que les jambes et tout le reste du corps sont parfaitement couverts. Là encore on doit abaisser ou élever le vase producteur, comme modérer la température, suivant les indications que j'ai posées.

Dans des cas graves, dans des phlegmasies très-anciennes, rebelles, compliquées de périmétrite, d'ovarite, ce moyen, quoique plus puissant, je crois, que les simples irrigations de M. Hamon, ne m'a pas paru toujours suffisant. J'y ai joint quelquefois très-utilement des frictions sèches avec de la flanelle sur les bras et les jambes pendant que les malades étaient soumises à ce bain de siége irrigateur, et en hiver particulièrement des manuluves chauds qui produisent une révulsion pendant que l'irrigation détermine une dérivation dans les organes du bassin. (Voyez mon *Hydrothérapie.*) Aussi désirerais-je que tous les établissements hydrothérapiques possédassent un semblable bain de siége avec des manuluves en guise d'accoudoirs, ce qui formerait une baignoire représentant un grand fauteuil voltaire ; de sorte que, pendant que les malades recevraient une irrigation utérine et baigneraient leur siége dans l'eau froide, elles auraient les mains et les avant-bras jusqu'au-dessus du coude dans l'eau chaude. La baignoire que j'ai fait construire n'a pas cependant ce perfectionnement ; j'y supplée en faisant plonger les mains et les bras dans des pots pleins d'eau assez chaude pour n'être pas fatigante.

Obs. IV. — Une jeune dame à habitudes sédentaires, ayant eu deux enfants et une fausse couche, traitée pendant trois ans par des bains de siége, des injections et des lavements chauds, voyait chaque jour augmenter ses souffrances. Auparavant très-active dans son ménage, elle ne pouvait plus quitter son lit ou sa chaise longue. Elle souffrait de l'hypogastre, des reins, de la fosse iliaque gauche, de pesanteur au fondement, etc. Sa constitution s'était détériorée, elle était devenue pâle, anémique, sans forces, quoiqu'elle n'eût pas de pertes surabondantes. Je découvris à l'examen un engorgement induré du col, avec rétroversion et quelques simples éraillures aux commissures des lèvres, qui cédèrent à trois légères cautérisations au nitrate d'argent. Mais, traitée pendant l'hiver, cette jeune femme prit des manuluves chauds pendant qu'elle était soumise à l'irrigation froide et aux lavements froids. Elle s'en trouva si bien, qu'elle prit fort négligemment les pilules d'ergotine, et nonobstant guérit parfaitement après quelques mois de traitement, de manière à reprendre ses belles couleurs de jolie femme, ses longues coutures dans la position assise, enfin toute son activité laborieuse, qui ne s'est plus démentie.

Obs. V. — Il y a plus de vingt-cinq ans, une dame de trente-huit ans, souffrante depuis plus de dix ans, ne guérit pas si facilement. Elle était si découragée, qu'elle se résignait très-chrétiennement à la mort, disant que sa mère et une de ses sœurs étaient mortes de la même maladie, d'autant qu'elle pensait que tout traitement était inutile, ayant vainement consulté à Lyon, Montpellier et Marseille. Ce ne fut qu'en éveillant ses devoirs de mère que je pus la faire consentir à entreprendre un traitement différent de ceux qui lui avaient été conseillés ; car ceux-là se bornaient aux sangsues autour du bassin, aux cataplasmes chauds, injections et lavements chauds et opiacés. Quelques eaux thermales, Gréoulx, Aix-la-Chapelle, avaient été prescrites dans l'idée d'un principe rhumatismal. Elle était d'un tempérament lymphatique, mais forte. Le col de la matrice était hypertrophié et ne présentait cependant que quelques granulations, qui cédèrent aux premiers attouchements avec le nitrate acide. Ce qu'il y avait donc de plus manifeste, c'étaient la métrite et l'ovarite gauche. La malade, en effet, ne pouvait faire un pas hors de ses appartements ; encore était-elle obligée de marcher courbée en maintenant le bas-ventre gauche avec sa main. Le repos au lit et sur sa chaise longue, qu'elle observait depuis long-temps, quelques saignées révulsives selon la méthode de Lisfranc, que je crus devoir essayer, n'amenèrent que des avantages fort dou-teux ; mais l'usage très-prolongé de l'extrait de seigle ergoté addi-tionné d'iodure de potassium, les irrigations utérines froides pen-dant une ou deux heures et exactement pratiquées deux fois par jour, en hiver, souvent des manuluves chauds pendant l'irriga-tion utérine froide amenèrent un grand soulagement. Malgré la précaution de coucher sur un lit dur et peu couverte, les chaleurs de l'été ramenèrent une certaine aggravation, et cette dame ne fut bien qu'après deux ans, et entièrement guérie qu'après quatre étés, pendant lesquels d'elle-même elle pratiquait toujours ses irriga-tions froides. Il n'était pas question d'hydrothérapie alors, et pour tout au monde cette dame n'aurait pas voulu quitter son intérieur. D'ailleurs, depuis cette époque, elle a joui d'une bonne santé, qu'elle conserve encore aujourd'hui à un âge avancé.

On doit voir par ces deux historiques : d'abord, que les phéno-mènes d'ulcération ne sont pas primitifs et surtout ne constituent pas la principale maladie comme l'indique M. Després ; ensuite, qu'il n'est pas si facile de guérir les métrites que le disent ce der-nier auteur avec les injections chaudes, et M. Hamon avec les seules irrigations froides. Ici les injections, les lavements, les bains de siége, les cataplasmes chauds, les eaux thermales n'avaient pas manqué, et il n'a rien moins fallu que l'action simultanée de l'ergot, porté jusqu'à 1 gramme par jour et continué longtemps, et des irrigations froides pour triompher de la maladie. Contrai-rement encore aux assertions de M. Després, dans ce cas et dans bien d'autres que je pourrais fournir, c'étaient les chaleurs de l'été qui influençaient fâcheusemeut la maladie. Aussi nul ne peut dire que, si les irrigations n'eussent pas été reprises à cette saison, la ma-ladie ne se fût pas entièrement reproduite. N'est-ce pas, au reste, la chaleur qui dilate les vaisseaux et les tissus et qui favorise ainsi l'hyperémie? Je traite en ce moment une dame qui, après avoir pré-senté une métrite aiguë en été, il y a dix ans, ayant plus ou moins souffert sans avoir voulu se soumettre à un traitement régulier, voit de nouveau sa maladie reprendre une nouvelle violence par les grandes chaleurs que nous subissons (juillet 1870) et l'obliger en-fin à se soumettre à un traitement complet.

Cautérisations.

Nous voici arrivés aux cautérisations et aux lésions qui les réclament. Inutile d'insister sur les motifs qui les ont fait adopter. L'expérience et le raisonnement tout à la fois y ont conduit. Je n'allongerai pas ce travail pour le prouver, et je dirai tout d'abord que, soit l'esprit chercheur, soit malheureusement le désir de ne pas faire comme tout le monde, soit l'idée en vogue dans ces derniers temps des spécificités, avaient fait proposer une infinité de caustiques divers. Il n'y a pas même jusqu'à Aran, avec son intelligence judicieuse, qui n'ait essayé d'appliquer des vésicatoires sur le col utérin malade.

Pour mon compte, j'ai vu essayer différents caustiques, et comme il s'agit de modificateurs réprimant des bourgeonnements de la muqueuse utérine, j'en ai vu réussir plusieurs. Toute la question est donc de connaître ceux qui réussissent le mieux ou le plus vite ; or ma pratique ne m'en a fait conserver que trois : le nitrate d'argent, le nitrate acide de mercure et le fer rouge. J'adopterais cependant assez volontiers dans certains cas, et surtout pour remplacer le nitrate acide de mercure, qui parfois a l'inconvénient de porter sur les gencives, le chlorure de zinc, tel que M. Després l'a proposé. J'ai encore retiré quelques avantages de l'acide acétique dans les ulcères cancéreux, et ce moyen, surtout les irrigations froides, m'ont permis de modérer les hémorrhagies et les écoulements ichoreux, de prolonger l'existence de quelques malheureuses femmes et particulièrement de leur éviter les souffrances cruelles et l'infection tout aussi pénible de leurs derniers jours.

Toutefois ce n'est pas sans motif que j'ai donné la préférence aux trois caustiques précités : ils coagulent plus promptement et plus sûrement l'albumine du sang contenu dans les capillaires des végétations, et tout en détruisant leurs tissus exubérants, ils empêchent leur nouvelle prolifération par l'obturation plus ou moins prolongée dans l'intérieur des vaisseaux qui constituent cette trame pathologique.

Enfin l'emploi de ces trois caustiques de prédilection m'a semblé n'être pas indifférent suivant les cas ; ainsi j'ai cru remarquer :

1° Que le crayon de nitrate d'argent était particulièrement

convenable dans les éraillures, les granulations et les fongosités ;

2° Que lorsqu'il y avait ulcération avec perte de substance, c'est-à-dire à bords élevés et indurés, le nitrate acide de mercure, sans même affection constitutionnelle préalable, activait plus particulièrement le bourgeonnement et la cicatrisation, toujours à condition que la cautérisation fût légère, c'est-à-dire le pinceau bien essuyé, et suivie peu après d'une injection ;

3° Que, dans les cas de fongosités ou végétations ayant résisté au nitrate d'argent, c'est au fer rouge qu'il faut recourir.

Mais j'ai également remarqué que ce n'est pas tout d'avoir choisi un caustique pour telle ou telle altération anatomique de l'organe utérin : il faut encore déterminer pour chaque maladie s'il est nécessaire de rapprocher ou d'éloigner les cautérisations. En général, les ulcères creux, les plus rares, m'ont paru exiger des cautérisations plus superficielles et plus rapprochées ; les végétants, plus profondes. Mais il est des cas où les premières cautérisations, après avoir été favorables, laissent la lésion telle, ou même l'aggravent en semblant empêcher la cicatrisation. Cet effet résulte probablement de l'action physiologique que j'ai reconnue aux caustiques, c'est-à-dire de la coagulation de l'albumine qu'ils déterminent au loin dans les capillaires. Là, ou ils mortifient trop loin les tissus en portant obstacle à la circulation, ou ils empêchent leur régénération physiologique, et alors n'auraient besoin que d'une certaine astringence ou tonicité. Entre autres faits, en voici un qui présente cette particularité :

Obs. VI. — Une dame de l'arrondissement de Digne, âgée d'environ trente ans, après deux couches, ayant subi différentes cautérisations par un confrère et ayant été mise à l'usage d'une nourriture animalisée parce qu'elle paraissait d'un tempérament lymphatique, voyant ses souffrances augmenter, vint se confier à mes soins au moment où la maladie avait encore pris une certaine acuïté pendant les chaleurs de l'été. Je trouvai une femme blonde, à peau blanche, mais fortement colorée, le pouls plein, fréquent, la peau brûlante, ayant des douleurs abdominales vives, celles des reins fatigantes, ne lui permettant pas de se tenir debout ni assise, et lui rendant la marche très-pénible. Le col utérin était en rétroversion, fortement abaissé, appuyant sur la partie postérieure du vagin, engorgé et chaud, présentant des granulations très-rouges sur sa lèvre postérieure. Les menstrues arrivaient tous les quinze jours et fort abondantes ; des flueurs blanches également profuses et incessantes survenaient dans l'intervalle. Elles étaient laileuses, et partant chargées de débris épithéliaux. C'était, en un mot, une métrite générale qui datait de plus de deux ans, et qui, en ce moment dans un état aigu, se compliquait d'ovarite. J'ordonnai la position horizontale, et nuit et jour sur de la paille, des bains entiers tièdes tous les deux jours, un régime herbacé et frugal exclusif, des boissons tempérantes abondantes, et en même temps des pilules d'ergotine et de tannin, que je portai progressivement jusqu'à 1 gramme chacun, des lavements froids soir et matin, et immédiatement après l'irrigation utérine froide (à la température de l'appartement et de la saison), sans percussion et très-prolongée ; enfin tous les huit jours une cautérisation au nitrate d'argent.

Sous l'influence de ce traitement, les douleurs, la sensibilité abdominales, la tension de l'hypogastre et de la fosse iliaque gauche se calmèrent ; le pouls devint plus calme, plus réduit ; la rougeur de la face, la chaleur générale de la peau cessèrent ; l'engouement du col, sa température diminuèrent ; la menstruation se régularisa, ou plutôt les hémorrhagies intercalaires disparurent. Les flueurs blanches furent atténuées, mais sans disparaître ; l'ulcération diminua d'étendue, de rougeur, ne dépassa plus le niveau de la muqueuse, sans se cicatriser entièrement. Il restait toujours une érosion à la partie postérieure du col utérin. J'essayai en vain d'éloigner les cautérisations au nitrate d'argent, de leur substituer celles au nitrate acide de mercure, la solution iodurée concentrée de Lugol en vue d'une spécificité strumeuse. Je compris alors que cette érosion était entretenue par le contact de la partie postérieure du vagin, où elle était baignée par les sécrétions muqueuses, excitée par la chaleur du contact, irritée par les frottements. Je conseillai en conséquence un tampon de charpie attaché avec un ruban de fil pour le retirer facilement, préalablement roulé dans un mélange de 3 parties de silicate de magnésie et 1 partie de tannin. Ce tampon ainsi préparé et introduit profondément avec le doigt par la malade vers la région postérieure après chaque irrigation, éloignant la lèvre postérieure de la paroi vaginale, modifiant à la fois la muqueuse générale par son action absorbante et l'érosion par son astringence, amena en peu de jours la reproduction épithéliale et la guérison définitive de l'efflorescence inflammatoire. En effet, un régime plus substantiel, des promenades le soir au frais et au grand air et des bains de rivière fortifièrent la constitution, et cette dame, après huit à dix mois, put reprendre, avec quelques précautions, les occupations, souvent debout, du comptoir de son magasin.

Puisqu'il a été question de tampon, je dirai que cette sorte d'*applicata* m'a rendu de grands services pour déterminer la cicatrisation des ulcérations, et dans les vaginites afin d'éloigner les muqueuses vaginales et de les tenir longtemps sous l'impression médicamenteuse. J'ai rencontré des vaginites qui, après avoir résisté aux badigeonnages avec le nitrate d'argent, les solutions iodurées, et au perchlorure de fer, n'ont cédé qu'à l'usage des tampons. Je ne saurais adopter néanmoins le nouet, renfermant le médicament, dont se sert M. Després à Lourcine : il me paraît trop dur et par conséquent trop irritant. Je préfère un tampon en charpie mollette, saupoudré ou vautré dans des poudres absorbantes et astringentes, immédiatement en contact avec les muqueuses utéro-vaginales. Depuis l'élévation du prix du sous-nitrate de bismuth, j'ai utilisé le silicate de magnésie, auquel j'ajoute du tannin ou de l'alun. Je ne me suis servi des corps gras, tels que pommade de belladone, que dans le cas d'hyperesthésie. Ce moyen a réussi, notamment chez une malade pour laquelle mon confrère M. Jouvens, de Gréoulx, voulut bien m'appeler, et qui avait des spasmes douloureux vésico-utérins. Il est vrai qu'on pourrait substituer avec avantage la glycérine à l'axonge, d'autant que j'ai retiré certains avantages d'une faible proportion de sublimé incorporé dans cet excipient pour certaines vaginites ou flueurs blanches irréductibles tenant à une desquamation épithéliale profuse.

Obs. VII. — Une dame approchant d'environ trente-cinq ans, après une couche tardive, éprouva des hémorrhagies utérines fréquentes et prolongées. Après les pertes rouges, des flux séro-sanguinolents, à odeurs si prononcées et se rapprochant tellement de celles du cancer, que je craignis un instant pareille affection pour cette honorable dame. Tout cela accompagné de douleurs lombaires au bas-ventre, à la fosse iliaque gauche, à l'anus, dans les aines. L'examen de l'organe montra un engorgement induré du col avec une ulcération creuse, à bords élevés, sur le côté gauche du museau de tanche. Un confrère conseilla une saignée révulsive du bras qui n'influença en aucune manière les hémorrhagies utérines. Je soumis cette dame aux irrigations froides prolongées, à l'usage de l'extrait de seigle ergoté et de tannin, à un régime exclusivement lacté et frugal. Ce traitement ne tarda pas à faire cesser les pertes, diminua l'inflammation utérine et l'engorgement du col, tandis que quelques cautérisations avec le nitrate acide de mercure déterminèrent promptement la cicatrisation de l ulcère. Des bains de rivière, suivis de bains de mer pendant deux étés, fortifièrent si bien la santé et l'harmonie fonctionnelle générale, que cette dame a traversé plus tard sans obstacle les dangers de la ménopause et qu'elle jouit aujourd'hui d'une santé qu'elle emploie avec une activité prodigieuse aux soins multiples d'une grande maison, et cela sans avoir jamais éprouvé le moindre ressentiment du côté de l'organe utérin.

Cette observation et le petit nombre de celles que je puis produire ici montrent que la médication complexe que je mets en usage, si elle ne détermine pas plus tôt qu'une autre la guérison des phlegmasies utérines, parvient au moins à une cure définitive, la seule d'ailleurs qui mérite le nom de guérison ; or il s'en faut qu'il en soit ainsi avec les traitements ordinaires, qui se bornent à l'affection locale, par des cautérisations et à peine quelques injections. Aussi dois-je rapporter encore un des exemples les plus éloquents de l'insuffisance de cette thérapeutique, qui ne s'adresse qu'aux efflorescences du mal et nullement à leur cause pathogénique : l'inflammation de l'organe ou l'hyperémie du tissu utérin.

Obs. VIII.— Une dame d'Aix, qui était allée à Lyon à différentes reprises et y avait même séjourné jusqu'à six mois pour se faire traiter par un des chirurgiens les plus distingués de cette ville, qui l'avait été encore par un autre chirurgien non moins habile de la localité, et, dans les deux cas, toujours par les cautérisations, était renvoyée comme guérie alors que les ulcérations étaient cicatrisées; mais, comme elle continuait à souffrir, ayant pris, aussi sans résultat, les eaux thermales Sextius d'Aix, que notre regrettable Goyrand surtout préconisait en pareil cas, même les eaux de Saint-Sauveur, qui ont une renommée spéciale, on la consolait en lui disant que toute souffrance cesserait à la ménopause. Comme alors encore pesanteur du ventre, douleurs et retentissement à la moindre marche et au plus petit faux pas persistaient, elle se crut perdue et définitivement atteinte de cancer. Elle voulut alors me consulter et m'exprima ses alarmes. L'examen de l'organe me permit de la rassurer, car je ne découvris aucune nouvelle ulcération, mais seulement la persistance d'un engorgement induré. Je lui conseillai l'ergot de seigle, la soumis aux lavements froids, aux irrigations froides prolongées et en même temps aux manuluves chauds en hiver (que je n'emploie qu'en cette saison) ; en été, à des pratiques hydrothérapiques révulsives sur les épaules et les seins, enfin à des bains de rivières. Ces moyens continués pendant environ une année amenèrent progressivement une grande amélioration, presque aussitôt la tranquillité morale de la malade, par suite la guérison, car je n'ai plus entendu dire que cette dame fût encore souffrante.

Tels sont les effets du traitement, que je crois aussi physiologique qu'efficace ; ou plutôt il n'est efficace que parce qu'il est réellement physiologique, puisqu'il s'adresse à la pathogénie véritable de la maladie. La dernière observation doit enlever tout doute à cet égard, si déjà la cure définitive des quelques malades dont j'ai donné l'histoire, après que la plupart d'entre elles souffraient depuis plusieurs années et avaient essayé inutilement diverses médications, ne le témoignait suffisamment, sans compter que je pourrais de beaucoup multiplier de telles observations, ne fût-ce que par la pratique de mon fils, médecin à Marseille, qui utilise les mêmes moyens. Je dois mentionner cependant une dame qu'il me montra, ayant des hémorrhagies incessantes, et qui a été guérie, après avoir consulté inutilement, à Paris et ailleurs, les princes de la science.

Il me reste à dire que je n'emploie jamais les sangsues sur le col, rarement ces annélides ou les ventouses autour du bassin, si ce n'est dans quelques périmétrites ou ovarites à l'état aigu. Je dois dire encore que je n'ai jamais vu retirer ni retiré moi-même le moindre avantage des vésicatoires sur l'hypogastre, des cautères sur le sacrum, comme on l'avait conseillé. J'ai utilisé dans ces cas des frictions mercurielles ou iodurées. Quant aux sangsues sur le col, comme les conseillait jadis Duparcque, et aujourd'hui encore M. le professeur Courty, je n'y ai jamais eu recours, et sans manifester mon opinion à ce sujet, je laisserai parler Arnal, qui résume à merveille ma pensée à propos d'un cas où ces annélides avaient été plus nuisibles qu'utiles: « Nous ne dirons pas comme la malade, écrit notre condisciple, que les sangsues ont été l'unique cause de l'aggravation de son mal ; toujours est-il qu'il n'y avait, avant leur application, aucune trace d'ulcération, et que peu de temps après nous en avons constaté deux. N'y a-t-il là aucune corrélation de cause à effet ? Nous dirons cependant que nous avons eu l'occasion d'observer déjà un grand nombre de fois un résultat semblable. Aussi bien nous comprenons à merveille que les morsures des sangsues, ces petites plaies qui tiennent à la fois *de la déchirure et de la contusion*, continuellement en contact avec les produits de la sécrétion des parties voisines, finissent par s'enflammer et subsidiairement par s'ulcérer (1). »

D'ailleurs, outre ces inconvénients assurés, ne fussent-ils que probables, on trouve la condamnation d'une telle pratique dans les assertions mêmes de ceux qui la proclament. Ainsi M. Courty dit au sujet des applications de sangsues : « Il ne suffit pas d'avoir

(1) Arnal, *De l'emploi de l'extrait aqueux de seigle ergoté dans quelques cas d'affections chroniques de l'utérus* (*Bulletin de Thérapeutique*, t. XXV, p. 100).

fait la déplétion de l'organe pour l'avoir guéri : la déplétion a fait disparaître la congestion, mais non l'habitude du mouvement fluxionnaire (1). » Or qu'est-ce que c'est que l'habitude du mouvement fluxionnaire, si ce n'est le retour de la congestion à son état habituel ? N'est-ce pas dire que la congestion existe après comme avant les sangsues ? Et qu'est un remède s'il a des inconvénients, s'il n'enlève rien à la maladie, et surtout s'il ne dispense pas d'autres moyens plus efficaces ? Si l'on pouvait en douter, on n'aurait encore qu'à écouter M. Courty lui-même lorsqu'il dit : « Sans l'hydrothérapie, il nous paraît difficile *de mener à bonne fin* la cure des maladies utérines (2). »

Il faut donc arriver inévitablement au principe d'Alibert : « Pour les maladies de l'utérus, de l'eau, toujours de l'eau. » Il s'agit seulement de savoir l'appliquer. Mais si, avec ce moyen, on arrive sans les sangsues ; si, avec les sangsues, on ne s'en dispense pas, à quoi celles-ci servent-elles ? A être tout au plus une superfétation illogique.

Comment ! Bennett a pu dire avec raison que, si l'on pouvait supprimer pendant six mois tout flux utérin, on guérirait toutes les phlegmasies de matrice ; Lisfranc reconnaissait que l'habitude d'accumuler trop de chaleur au lit empêchait beaucoup de femmes de guérir de leurs phlegmasies utérines par la congestion ainsi entretenue ; Arnal a employé l'ergotine pour diminuer cette fluxion ; Alibert n'avait d'autre but, avec ses irrigations, que d'éloigner l'hyperémie de l'utérus ; Fleury a utilisé merveilleusement les douches révulsives pour détourner cette fluxion ; je ne trouve pas de reste de combiner tous ces moyens, d'y en joindre d'autres, de réunir toutes ces actions pour tendre vers un même résultat, et de propos délibéré, *pour une déplétion momentanée,* fort douteuse encore, dans l'intervalle du flux cataménial, vous allez poser sur l'organe malade de petites pompes aspirantes qui appelleront peut-être plus de sang qu'elles n'en enlèveront, et qui reproduiront toujours une époque menstruelle supplémentaire, lorsque vous convenez qu'il serait désirable de pouvoir supprimer celles qui se produisent naturellement !

Vous prescrivez la position horizontale pour diminuer l'habitude de la congestion ; vous exigez le repos absolu au lit pendant les

(2) Courty, *Traité pratique des maladies de l'utérus,* 2ᵉ édit., p. 191.
(3) *Ibid.* p. 210.

menstrues pour en diminuer le flux et la durée, et vous en renouvelez et multipliez vous-même le phénomène ! Ce n'est nullement rationnel, et la pratique qui vante ces moyens ne peut les justifier, et finit même par les condamner par un aveu naturel.

Il en serait de même des vésicatoires sur l'hypogastre. Pour un cas où l'*experientia fallax* a pu permettre une certaine illusion, cent l'ont démentie, tandis qu'un millier de faits ont montré qu'on pouvait s'en passer. Or c'est avec les résultats de ces trois espèces d'expérimentations qu'on devrait purifier les étables de la thérapeutique, ce qui n'empêcherait pas d'y ajouter la logique physiologique, qui ici ne serait pas encore pour une telle pratique.

En effet, ce n'est pas comme fonticule qu'on peut user ici du vésicatoire sur le ventre, mais uniquement comme révulsif, et précisément, en invoquant les principes des partisans déclarés de cette méthode, on les trouve encore sans motifs. Pour Broussais, il faut des révulsifs plus forts que la maladie et très-éloignés. Un vésicatoire est-il plus fort qu'une métrite ? Son action passagère peut-elle contre-balancer la ténacité de la maladie, l'organisation histologique qui la favorise ? Pour Bégin, il faut toujours appliquer les révulsifs en dehors de l'atmosphère capillaire de l'organe malade. Est-ce que les parois abdominales et l'utérus n'ont pas les plus grandes connexions dans leur circulation artérielle ? Sans compter qu'ici on pèche à la fois contre une règle physiologique déjà établie par Galien, appréciée par tout le monde et recommandée par M. Richond des Brus, cet autre adepte de l'école des révulsifs : *Si sanguis ab utero quoquo modo profluxerit, seorsum revelles, cucurbitam magnam sub mammas defigens.* M. Richond, dix-neuf siècles après, ne s'exprime pas autrement : « Il faut appliquer les révulsifs sur les parties qui sympathisent avec l'organe affecté, et les éloigner de celles dont la stimulation retentit ordinairement sur cet organe (1). »

Irez-vous donc appliquer des vésicatoires sur les seins lorsque des manuluves chauds, pendant que la malade est soumise à une irrigation utérine froide, vous donnent à la fois le bénéfice de la dérivation et de la révulsion, qui doubleront ainsi chacune et réciproquement la puissance de leurs effets physiologiques, et cela par une

____

(1) Citation du *Dictionnaire en soixante volumes*, article : Révulsif, et *Dictionnaire de thérapeutique* de Mérat et de Lens.

action soutenue et journellement renouvelée, selon les vrais principes de l'école des révulsifs? Ne pourriez-vous pas encore rendre ces manuluves excitants, ou mettre un sinapisme de temps à autre entre les deux épaules, comme le conseillait Velpeau en cas de métrorrhagie? Vous auriez ainsi, sans plaie et aussi souvent que vous e voudriez, des révulsifs puissants, et loin de l'atmosphère capillaire de l'organe malade. Irez-vous appliquer des vésicatoires sur les mamelles, lorsque des douches froides sur les seins et les épaules produisent une révulsion plus puissante, plus étendue, plus réellement active et surtout reconstituante?

Non! ce n'est pas tout d'accumuler dans les livres remèdes sur remèdes, c'est même dangereux : ce n'est qu'un embarras pour le médecin, qui doit passer sa vie à choisir dans cette confusion et à élaguer par son expérience ce qui n'a pas répondu à son attente. Par le présent travail, j'ai voulu éviter ce labeur à tant de jeunes confrères à qui j'ai vu employer indistinctement tous ces moyens, surtout mettre la charrue avant les bœufs, pour me servir d'une image vulgaire. Ce ne sont pas certes les moyens qui manquent, c'est la raison de les bien choisir, de les employer avec méthode et de les approprier à chaque cas. Je crois, dans ce mémoire, avoir non-seulement indiqué la bonne voie, mais encore avoir désigné les routes périlleuses.

Je me résume en disant que, si c'est l'*habitude fluxionnaire* qu'il faut détruire, ce ne sont ni les sangsues ni les vésicatoires qui la détruiront, mais une action soutenue, renouvelée, aussi puissante que possible, puisqu'on ne peut pas la rendre continuelle comme l'habitude elle-même. Cependant on y parvient en employant les moyens qui répondent à la pathogénie de l'affection, et on a dû voir que je mets à profit, et concurremment, tous ceux que l'expérience pratique et la science physiologique ont à la fois et particulièrement sanctionnés.

J'ai tout lieu de croire ces actions soutenues si puissantes dans leur synergie concordante, que je n'ai pas eu grande occasion de voir et de traiter des fongosités utérines qui eussent nécessité la curette de Récamier. D'ailleurs, comme M. Courty, je ne partage pas l'enthousiasme qu'a manifesté Robert pour l'abrasion des végétations utérines (1). A l'exemple de MM. Marjolin, Nonat, Mai-

(1) *Bulletin de Thérapeutique*, t. XXXI, p. 344.

sonneuve, j'ai pu m'en passer. Aussi, sans être autorisé à adresser de vifs reproches à la curette, je puis dire avec raison qu'il est préférable de s'en abstenir, d'autant qu'il faut recourir toujours à la cautérisation. En effet, il m'a toujours été donné de triompher des végétations en rapprochant les cautérisations. Une fois cependant j'ai employé le cautère actuel, et une autre fois j'ai suivi le précepte de M. Courty en abandonnant un morceau de nitrate d'argent dans le col utérin ; mais les douleurs qui s'ensuivirent ne m'ont pas encouragé à y revenir et m'ont alors rappelé qu'avant le professeur de Montpellier on regardait une telle circonstance comme un accident fâcheux, au point que M. Chassaignac avait pris l'expédient de s'en mettre à l'abri en faisant placer au centre du crayon caustique un fil de platine pour éviter sa cassure (1).

Je suis d'ailleurs persuadé que le traitement complexe que j'emploie, en augmentant la contractilité fibrillo-vasculaire et éloignant l'hyperémie, enlève des éléments nutritifs et proliférants aux végétations, et finit par les atrophier. Je tire cette conclusion des faits où des hémorrhagies incessantes et des végétations dans le col autorisaient à croire également à des végétations intra-utérines. Pourquoi n'en serait-il pas ainsi, lorsque ces altérations ne sont que des efflorescences et des proliférations du tissu érectile utérin, ainsi que l'expriment pareillement Robert dans l'ouvrage cité et M. le professeur Gosselin dans les *Annales de chirurgie française et étrangère* (2) ? Il doit être rigoureux qu'en détruisant la cause productrice, on détruise aussi ses effets.

(1) Août, 1845.

(2) Chassaignac, *Traité des granulations utérines* (*Bulletin de Thérapeutique*, t. XXXIV, p. 554).

QUELQUES PUBLICATIONS DU MÊME AUTEUR

Considérations anatomo-pathologiques sur l'esthiomène ulcéreux et nouveau traitement par le styrax. (Bulletin général de Thérapeutique, t. V, 1833.)

Histoire de l'inflammation dartreuse et historique des dartres, depuis les temps hippocratiques jusqu'à nous. (Thèse inaugurale, Paris, 1833.)

De la chlorose aiguë et chronique et sur son traitement par une nouvelle préparation ferrugineuse. (Bulletin général de Thérapeutique, t. XXIII, 1842.)

Nouvelles considérations pratiques et thérapeutiques sur la fièvre typhoïde. (*Ibid.*, t. XXV, 1843.)

Nouveau traitement de certaines espèces de gangrènes, notamment des gangrènes séniles. (*Ibid.*, t. XXXV, 1848.)

Dogmatisme pratique au sujet des maladies dartreuses en particulier et des maladies chroniques en général. (*Ibid.*, t. XXXVII, 1849.)

Pratique médicale, expliquée par les mouvements physiologiques médicateurs, naturels ou provoqués. (Bulletin de Thérapeutique, et brochure in-8°, chez Baillière.)

Du traitement des fièvres intermittentes rebelles par l'eau froide au moyen des procédés les plus simples. (Bulletin général de Thérapeutique, t. LIV, 1858.)

Des indications particulières et du traitement des différentes formes de la pleurésie avec épanchement. (*Ibid.*, t. LIX, 1860.)

Nouveaux principes et nouveau Glossocome pour le traitement des fractures des membres inférieurs. (*Ibid.*, t. XXXII, 1847 ; — et des membres supérieurs, *ibid.*, t. XLVI, 1854.)

Nouvel ambi pour les luxations scapulo-humérales difficiles ou anciennes (*Ibid.*, t. LXI, 1861.)

Effets remarquables du perchlorure de fer dans la pyohémie. (*Ibid.*, t. LXXIII, 1867.)

Hydrothérapie générale ou du véritable mode d'action des eaux froides minérales et thermales. In-8° de 550 pages : Paris, chez Labbé, 1855.

Une pratique de quarante ans au sujet de la pneumonie. (Bulletin général de Thérapeutique, t. LXXVI et LXXVII, 1869.)

Paris. — Typographie A. HENNUYER, rue du Boulevard, 7.

www.ingramcontent.com/pod-product-compliance
Ingram Content Group UK Ltd.
Pitfield, Milton Keynes, MK11 3LW, UK
UKHW022224070726
13613UKWH00004B/1861